AF476383

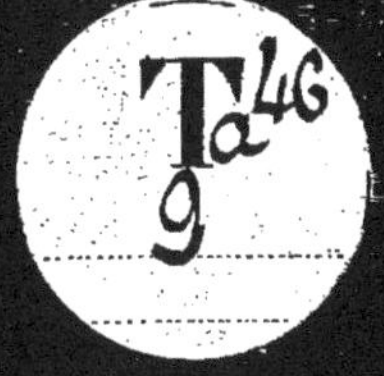
Ta46
9

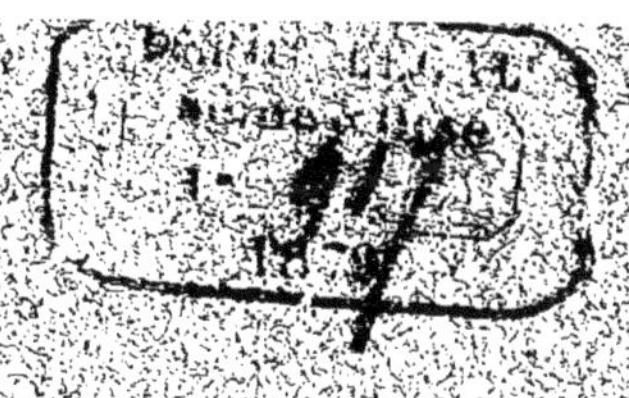

PUBLICATIONS DU *PROGRÈS MÉDICAL*

NOTE

SUR

LA STRUCTURE DES GLANDES

A MUCUS DU DUODÉNUM

(GLANDES DE BRUNNER)

Par le Dr J. RENAUT
PROFESSEUR A LA FACULTÉ DE MÉDECINE DE LYON

Les anatomistes décrivent ordinairement les glandes dites de Brunner, que l'on rencontre dans le duodénum, comme des glandes en grappe analogues aux glandes salivaires. On sait que les glandes qui sécrètent, chez l'homme et les mammifères, les salives de différents ordres sont des glandes *acineuses*. Une glande acineuse est formée de grains arrondis réunis dans un même lobule et devenus polyédriques par pression réciproque; chaque grain ou acinus est formé lui-même de cellules épithéliales réunies dans une même enveloppe qui limite le grain. Le produit de la sécrétion est versé dans un *canal collecteur intralobulaire,* auquel sont suspendus les acini d'un lobule comme le sont les fruits d'une grappe composée aux pédoncules secondaires qui les supportent. Le canal collecteur est, dans la parotide, la sous-maxillaire, la lacrymale, etc., revêtu d'une couche simple d'épithélium cylindrique. Chaque cellule de cet épithélium renferme un noyau situé à la moitié environ de sa hauteur; le protoplasma est strié dans le sens du grand axe de l'élément, et l'action des bichromates alcalins résout cette striation en une série de bâtonnets parallèles, adjacents entre eux comme le sont les cylindres musculaires primitifs dans une fibre lisse. Cette disposition a été découverte par Heidenhain dans les glandes acineuses vraies et dans le rein; elle a été retrouvée depuis par tous les histologistes. Mon maître, M. Ranvier, a même pensé que l'épithélium qui vient d'être décrit pouvait être considéré comme jouissant peut-être de propriétés contractiles.

Ces canalicules collecteurs *intra-lobulaires* se rendent dans des canaux plus larges, ou canaux *interlobulaires* dont la membrane d'enveloppe, au lieu d'être mince et uni-lamellaire comme dans le cas précédent, est devenue nettement lamelleuse. De nombreux nerfs rampent sur cette membrane et se terminent dans son épaisseur ou à sa périphérie. Le revêtement épithélial du canal vecteur se complique de son côté. Dans les glandes salivaires des solipèdes il est stratifié. Chaque cellule cylindrique striée qui borde la lumière du tube est séparée de la membrane propre par une cellule ronde ou ovoïde, claire, non striée, à noyau central. Il y a donc alors, sur une coupe du canal perpendiculaire ou parallèle à son axe, deux lignes concentriques de noyaux répondant aux deux ordres de cellules du revêtement épithélial. Les cellules cylindriques de la rangée interne reposent sur les cellules de la rangée externe en les coiffant, pour ainsi dire, comme le feraient des bouteilles à fond excavé que l'on aurait posées sur des boules.

Enfin les canaux interlobulaires s'ouvrent dans des canaux *excréteurs* de grand diamètre dont le type est fourni par les canaux de Wharton et de Sténon. Ces derniers sont les canaux excréteurs proprement dits ou *interlobaires*. Leur revêtement épithélial se complique encore davantage dans le cas précédent, car on voit s'intercaler, entre les cellules de revêtement non striées, de véritables petites glandes monocellulaires destinées à la sécrétion du mucus, c'est-à-dire des cellules caliciformes. (Exemple : le canal de Sténon de l'âne et du cheval.)

Ainsi, si l'on considère l'acinus comme l'analogue d'un grain de raisin, le canal intra-lobulaire comme celui du pédoncule de la baie, le canal interlobulaire comme répondant au pédoncule commun de l'inflorescence en grappe, c'est-à-dire à son axe; une glande acineuse vraie, comme la sous-maxillaire, est constituée à la façon de plusieurs grappes de raisin insérées sur un axe commun répondant au canal excréteur proprement dit ou de Warthon.

Ces prémisses étant posées, et leur vérification étant facile pour tout histologiste qui voudra l'entreprendre, voyons quelle est la disposition des glandes duodénales dites de Brunner, et cherchons si cette disposition répond exactement à celle d'une glande en grappe vraie, analogue à la sous-maxillaire par exemple?

J'ai fait la recherche chez l'homme, et les pièces ont été recueillies environ 30 minutes après la décollation. La première portion du duodénum a été enlevée au moment où le cœur battait encore sous l'influence d'excitations mécaniques. Les fragments ont été fixés dans leur forme par l'alcool à 90° centésimaux, et le durcissement a été achevé, d'après les règles ordinaires, par l'action successive de la gomme et de l'alcool.

Les coupes pratiquées ensuite normalement à la surface de la muqueuse et soumises soit à l'action du picrocarminate d'ammoniaque, soit à celle de la purpurine, soit enfin à celle de la primerose-hématoxylique (1), ont montré les

---

(1) *Note sur la primerose-hématoxylique.* Depuis que M. Wissotsky (de Khazan) a indiqué la méthode de double coloration par l'éosine et l'hématoxyline, j'ai cherché à régulariser cette méthode et à la rendre applicable à tous les cas. On sait que la solution alcoolique alunée d'hématoxyline produit sur les préparations une foule de grains qui trompent parfois ; d'autre part l'hématoxyline précipite l'éosine de ses solutions aqueuses. Pour tourner la difficulté j'ai fait beaucoup d'essais infructueux, mais j'ai fini par remarquer qu'en présence de la glycérine, la solution de Boëhmer ne précipite plus spontanément et ne réduit pas non plus les solutions d'éosine. Partant de ce principe j'ai composé le liquide suivant :

R. — Glycérine neutre............	aa parties égales.
Solution aqueuse d'Eosine Primerose.	
Alcool à 90° centésimaux...........	

dispositions exactes de la glande, reconnaissables avec la plus grande facilité. Les glandes dites de Brunner forment deux groupes superposés qui n'ont été qu'incomplétement indiqués par les auteurs (1). L'un de ces groupes est situé immédiatement en dedans de la *muscularis mucosæ* et, par conséquent, occupe la partie profonde de la muqueuse intestinale ; l'autre est placé en dehors de la couche musculaire de la muqueuse, dans le tissu connectif lâche sous-muqueux; la couche de fibres lisses annulaires de l'intestin la limite en dehors. Nous allons étudier successivement ces deux groupes ou couches glandulaires.

(A) *Groupe interne des glandes de Brunner.* — Il est étendu à la partie profonde de la couche glanduleuse et limité, nous l'avons dit, par la musculaire et la muqueuse en dehors. La ligne des glandes de Brunner forme une bande claire au-dessous des villosités et des glandes de Lieberkühn. Lorsqu'on examine bien, l'on reconnaît qu'il ne s'agit nullement ici de grains glanduleux semblables à ceux de la sous-maxillaire ou de la parotide, mais bien de culs-de-sacs multifides analogues à des doigts de gant ramifiés. Lorsque les coupes ont passé par l'axe général d'un groupe de tubes, on reconnaît également que les diverticules latéraux, insérés sur un même tube collecteur, s'ouvrent dans ce dernier sans que leur calibre se rétrécisse.

Filtrez : ajoutez la solution d'hématoxyline de Boëhmer 1/2 partie; refiltrez. J'obtiens ainsi un beau liquide violet d'évêque, qui doit présenter une légère fluorescence verte. Il s'emploie comme le picrocarminate d'ammoniaque. Au bout d'un quart d'heure la double élection est produite sans aucun précipité granuleux. Les colorations électives sont d'une netteté extraordinaire et se produisent *aussi bien après l'action de l'acide osmique et des solutions chromiques qu'après celle de l'alcool.* On monte dans la glycérine salée à 1 p. 100 ou dans le baume de Canada, ou mieux encore dans la glycérine saturée d'Alun de plume.

(1) *M. Verson,* dans son article du *Manuel de Stricker,* indique seulement que la musculaire muqueuse ne limite pas exactement le plan glanduleux de Brunner, et que parfois ces glandes font hernie au travers d'elle pour devenir superficielles, mais le plan interne que nous décrivons lui a absolument échappé. (*Handbuch de Stricker,* trad. anglaise de A.-H. Buck. 1872, p. 385.)

Au point d'union, le tissu connectif qui forme la charpente du tube glandulaire est disposé en éperon, à la façon de la bande de terre qui sépare deux cours d'eau à leur confluent. Si donc l'on supposait, par la pensée, la cavité glandulaire ramifiée dépouillée de son épithélium, elle se montrerait hérissée de cloisons incomplètes, répondant chacune à un éperon et paraîtrait comme villeuse. Je reviendrai dans un instant sur la valeur de cette disposition dans les cas pathologiques.

Lorsque les tubes principaux ou secondaires de la glande ont été coupés normalement à leur axe, la section est alors circulaire et en impose pour un acinus arrondi ; mais, dans une même coupe, on voit toujours un grand nombre de tubes sectionnés parallèlement à leur axe, et présentant, à leur confluent, avec les culs-de-sacs secondaires qu'ils reçoivent, les éperons caractéristiques que j'ai précédemment décrits.

Le lobule de chaque glande est formé de 15 à 20 culs-de-sacs ouverts les uns dans les autres ; il n'y a rien ici qui rappelle les conduits de divers ordres que nous avons décrits et classés dans les glandes salivaires. *L'épithélium est le même partout.*

Il se compose exclusivement de cellules claires, prismatiques, sans calice distinct à leur face libre, et présentant un noyau plat refoulé tout à leur base. Ces cellules sont plus hautes que larges, *entièrement remplies de mucus* et tout à fait analogues à celles des glandes mucipares de l'œsophage, des bronches, et du pylore. On pourrait les comparer à des verres cylindriques remplis et adjacents entre eux. Cependant la base de la cellule, qui repose sur la paroi glandulaire, offre ordinairement un petit prolongement, en forme de queue, qui s'insinue sous la cellule voisine et ainsi de suite, de telle sorte que tous ces *pieds*, formés d'une minime masse protoplasmique, sont disposés les uns par rapport aux autres comme les tuiles d'un toit. Le tissu connectif, qui forme les membranes de ces glandes, présente une série de petits festons saillants. Dans l'arc de chaque feston vient s'insérer la base d'une cellule épithéliale à mucus. Je n'ai point vu ici d'endothélium sous-épithélial ; les cellules fixes de la paroi connective sont au contraire toujours séparées de l'épithélium par une mince bordure transparente et incolore qui ne contient pas de noyaux.

Les culs-de-sacs secondaires, tertiaires, etc., s'ouvrent tous dans un même tube collecteur plus large et dont les cellules épithéliales sont, soit identiques aux leurs propres, soit un peu plus aplaties, mais toujours pleines de mucus. Ce tube monte verticalement pour s'ouvrir à la surface de la muqueuse. L'ouverture se fait souvent au fond d'un pli profond et comme linéaire, mais aussi fréquemment, *c'est dans une glande de Lieberkühn* que vient s'aboucher la glande à mucus ramifiée.

On voit alors la lumière du tube à mucus se continuer avec celle de la glande de Lieberkühn et le revêtement épithélial changer brusquement de caractère. A la rangée de cellules cylindriques muqueuses et claires, succède une ligne de cellules à plateau strié, à protoplasma granuleux, entre lesquelles sont intercalées des cellules caliciformes, affectant exactement la configuration d'une amphore ou d'une urne antique. *Ainsi la glande de Lieberkühn sert très-fréquemment de canal excréteur aux glandes de Brunner* ; disposition qui, à ma connaissance, n'avait pas été notée.

(B) *Groupe externe, sous-muqueux ou intermusculaire.* — Ici il ne s'agit plus d'un simple rang de glandes, mais de masses volumineuses disposées en lobules et en lobes séparés par un tissu connectif et des vaisseaux. La configuration générale est donc celle des glandes en grappe, mais on reconnaît facilement que, de même que dans la couche interne, il s'agit ici de tubes disposés en doigts de gant ramifiés, et devenus multifides à l'infini. Bien entendu, tous ces tubes étant contournés de mille manières pour se loger dans un espace restreint, les coupes en atteignent un grand nombre, normalement à leur direction axiale; de là l'apparence d'*acini* arrondis, analogues à ceux de la sous-maxillaire. Mais ici encore nous trouvons toujours de nombreux tubes coupés longitudinalement et recevant des tubes secondaires qui présentent à leurs confluents successifs les éperons caractéristiques.

Ordinairement un même lobule sous-muqueux s'ouvre dans un canal collecteur garni d'épithélium muqueux cylindrique, qui s'élève verticalement et perfore la *muscularis mucosæ*. Parvenu au sein de la couche interne des glandes de Brunner, ce tube collecteur en reçoit plusieurs chemin faisant, puis, s'ouvre au fond d'un pli linéaire ou dans une glande de Lieberkühn. Ainsi, de distance en distance, les groupes profonds communiquent avec les superficiels. Mais cette communication ne se fait pas seulement au niveau du passage des canaux collecteurs des lobules intermusculaires; de distance en distance, on voit la musculaire muqueuse dissocier ses fibres. A ce niveau, la démarcation entre les deux plans glandulaires cesse d'exister; les culs-de-sacs ramifiés, internes à la *muscularis mucosæ*, envoient des prolongements au travers d'elle. Ces prolongements se divisent et se subdivisent ultérieurement dans le lobule profond ou intermusculaire et se confondent avec lui.

Il résulte de tout ceci, que les glandes de Brunner ne doivent point être comparées à une grappe composée, mais bien à une série de branches canaliculées disposées suivant les lois de la dichotomie fausse, et terminées par des culs-de-sacs ou cœcums simples. La forme générale de la glande de Brunner serait donc celle d'une racine fasciculée que l'on supposerait creuse, et non celle d'une grappe.

Un second point sur lequel je veux insister, c'est que la glande de Brunner est une production *différenciée pour la sécrétion d'un mucus particulier*. A cette sécrétion ne se joint aucune sécrétion de ferment spécial, aussi voit-on manquer ici la zone de cellules granuleuses caractéristiques des sécrétions mixtes de mucus et de ferment, et qui constitue, dans la sous-maxillaire, les croissants ou calottes de Gianuzzi.

Les glandes à mucus vraies de l'œsophage et des bronches offrent la même structure fondamentale que celles de

Brunner. On les voit, si on les suit dans la série (1) se compliquer progressivement, pour arriver au type de glande à cœcums multifides que je viens de décrire, sans que les caractères généraux de l'épithélium subissent d'ailleurs de changement. Elles forment donc un groupe anatomique naturel, très-notablement distinct des glandes en grappe proprement dites qui reproduisent le type de la parotide ou de la sous-maxillaire.

L'on peut tirer de la description que je viens de faire une déduction anatomo-pathologique intéressante. Nous avons vu que la cavité d'une glande à mucus est rendue villeuse par les éperons papilliformes qui existent au confluent des tubes ouverts les uns dans les autres. Ces éperons sont formés par le tissu connectif et contiennent des vaisseaux ; lorsque la glande est enflammée ils deviennent l'origine d'un bourgeonnement qui prend la forme nettement papillaire. L'épithélium sécréteur une fois détruit, le fond de la glande végète, sous forme d'une surface villeuse grossièrement analogue à une sorte de papillôme diffus. Le fait ne se voit pas souvent dans le duodénum, mais on l'observe très-communément au niveau des glandes muqueuses laryngées, affectées d'inflammation chronique productive, soit de nature syphilitique, soit d'origine tuberculeuse (2).

(1) Mon élève et ami M. Garel, vient de développer cette question dans sa thèse inaugurale : *Etude sur l'anatomie générale comparée des glandes de la muqueuse gastro-intestinale, etc.*

(2) Ce travail a été fait au laboratoire d'Anatomie générale de la Faculté de médecine de Lyon. (11 février 1879.)

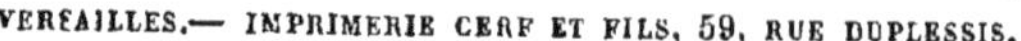

VERSAILLES.— IMPRIMERIE CERF ET FILS, 59, RUE DUPLESSIS.

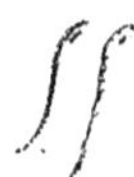

www.ingramcontent.com/pod-product-compliance
Ingram Content Group UK Ltd.
Pitfield, Milton Keynes, MK11 3LW, UK
UKHW020232200726
13856UKWH00004B/1719

9 782011 775504